AF296176

14

# Instruction succincte
## sur
# le Traitement préservatif
## de
# LA RAGE,

### Publiée
### par LE MAOUT, pharmacien
à Saint-Brieuc.

---

☞ Un exemplaire de cette *notice* est déposé dans toutes les *mairies* du département ainsi qu'aux archives des *fabriques* des paroisses.

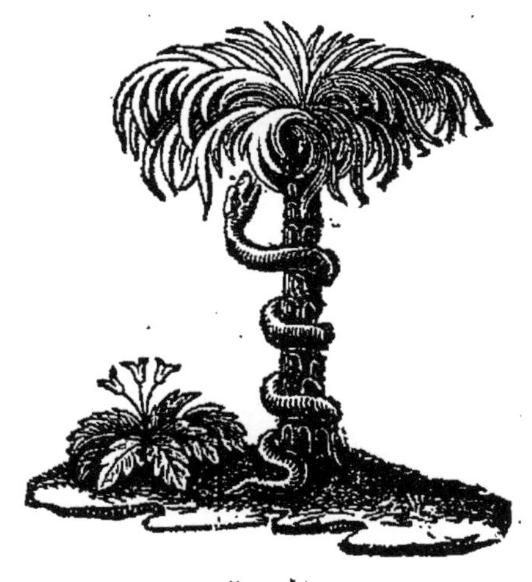

---

## Imprimerie de Ch. LE MAOUT,
### Editeur du *Publicateur des Côtes-du-Nord,*
à Saint-Brieuc.
### 1845.

# Instruction succincte
### sur
# Le Traitement préservatif de la Rage.

## Objet de cette publication.

Le désir de détruire dans le public l'idée qu'on ne peut prévenir le développement de la *rage* chez les personnes mordues par les animaux atteints de cette maladie, nous engage à publier les notions suivantes, extraites, en partie, d'un mémoire très intéressant, adressé, en 1808, à M. le baron Boullé, préfet du département, par M. De La Vergne, docteur-médecin à Lamballe.

Ce mémoire fut rédigé à l'occasion d'un épouvantable accident, arrivé dans le pays même, à des gens dont plusieurs vivent encore, et dans lequel l'intervention de la médecine eut un succès éclatant. Imprimé par ordre du préfet et répandu alors dans le public, il est aujourd'hui très rare : c'est pour le sauver de l'oubli que nous avons cru devoir en résumer ici la substance, espérant qu'un jour le conseil général, éclairé sur le mérite de ce travail, en prescrira la réimpression : il rendra par là un service signalé à la science à l'humanité. — Indiquons ici l'événement qui y donna lieu.

## I. Relation sommaire de l'événement.

Le 3 janvier 1808, un fort chien de garde traverse un des faubourgs de Moncontour, mord plusieurs chiens et se porte sur les bords des communes de Trédaniel et de Bréhand. Il rencontre, chemin faisant, trois femmes, en mord deux au travers de

**1845**

BIBLIOTHÈQUE ROYALE

leurs vêtemens, la troisième est atteinte très légèrement au doigt. Il attaque aussi un jeune homme nommé *Moizan*, le mord au flanc gauche et enlève la pièce à travers ses habits. Ce chien revient sur ses pas, attaque Yves *Le Breton*, âgé de 38 ans. Celui-ci combat quelque temps corps à corps avec l'animal furieux qui finit par lui faire plusieurs blessures aux poignets et aux bras. Un instant après il rencontre le nommé Pierre *Verde*, âgé de 54 ans; il s'élance sur lui, le terrasse et lui fait plusieurs blessures au visage.

Ceci se passait un dimanche. L'animal, en se dirigeant vers Lamballe, traversa la paroisse de Landehen, au moment de la sortie des vêpres. Un grand nombre de personnes furent assaillies et renversées par cet animal féroce qui, à la manière des loups enragés, s'élançait toujours à la face. Au nombre des personnes blessées furent : Noël *Méheut, Guinchart*, Jean *Lainé*, Mathurin *Martin* et la veuve Mathurin *Guéguen*. Cette dernière reçut au sein gauche une plaie très profonde.

Arrivé à Lamballe, le chien attaque et mord sept personnes : Louise *Brousse*, Jean *Beaudet*, Pierre *Pansard*, Gilles *Briends*, M. *Hervé*, Marie-Jeanne *Nabucet* et Louise *Tué*. L'animal quitte Lamballe le soir et prend la route de Broons. Il blesse dans le trajet Joseph Le Bret et sa femme.

Il se trouve le lendemain matin au bourg de Trédias. Il attaque successivement le nommé *Bellanger*, et les deux frères *Bonjour* : ces deux derniers le saisissent, l'arrêtent et le tuent...

Le nombre total des blessés fut de 22, dont 16 le furent d'une manière notable. *Dix* d'entr'eux furent traités par M. le docteur La Vergne et *guérirent*; — quatre des six autres qui refusèrent de se laisser soigner *périrent* dans les accès de la rage la plus évidente. Ce fut les nommés :

Jean Lainé, de Landehen, mort le 29ᵉ jour ;
Pierre Verde, de Bréhand, mort le 36ᵉ jour ;
M. Hervé, de Lamballe, mort le 55ᵉ jour ;
Yv. Le Breton, mort 7 mois et quelques jours après l'accident. (1)

Ceux qui se firent soigner ne se présentèrent au pansement que le *lendemain*. Ils étaient, la plupart, de la classe peu aisée. Voici leurs noms :

Pierre Pansard, de Lamballe, âgé de 35 ans.
Louise Broussé, de la Cornillière, âgée de 25 ans.
Guinchard, âgé de 36 ans.
Gilles Briens, âgé de 13 ans.
Louise Tué, âgée de 14 ans.
Mathurine Guéguen, du Plessix, âgée de 46 ans.
Mathurin Martin, de Maroué, âgé de 14 ans.
Pierre Baudet, âgé de 12 ans.
Joseph Le Bret, de Plestan.
Jeanne-Marie Nabucet, âgée de 13 ans.
Noël Méheut, de Landehen, 25 ans.
Femme Le Bret, de Plestan, 30 ans.

(M. le docteur La Vergne traita aussi, dans la même année, et *avec le même succès*, trois personnes mordues par des chiens enragés :

La femme Le Cade, de Pluduno, âgée de 55 ans.
Georges Le Fèvre, de St-Alban, âgé de 19 ans.
Jean Buchon, de Hénansal, âgé de 17 ans.)

Avant d'exposer le traitement qui fut prescrit dans cette circonstance par le docteur La Vergne, rappelons ici les *signes* auxquels on reconnaît la rage chez les chiens et quelques considérations sur la *cause* et le *développement* de cette maladie.

---

(1) En janvier 1773, une louve enragée mordit *treize* personnes à Saint-Caradec et autres communes voisines, près Loudéac. Elles firent usage de l'*Eau de Gaël* (commune située entre Ploërmel et Saint-Méen), eau qui n'a d'autres propriétés que l'eau de fontaine. Aucune de ces personnes ne se fit *cautériser* : douze d'entr'elles moururent *en rage* ; la

## II. Symptomes de la Rage chez les chiens.

*Signes précurseurs.* — Le chien menacé de la rage est triste, abattu; il cherche la solitude et l'obscurité; il ne mange ni ne boit; il va se heurter contre la muraille; porte la queue entre ses jambes; il n'*aboie* plus, mais il grogne, même contre son maître, sans mordre (le plus ordinairement) personne. Cet état dure deux ou trois jours. A cette époque, sa morsure n'est pas tout à fait sans danger; mais ce danger est bien plus grand dans la période suivante :

*Rage confirmée.* — La maladie faisant toujours des progrès, la vue des aliments et des boissons qu'on lui présente l'irrite et le met en fureur. Il quitte alors tout-à-coup la maison de son maître. Sa démarche est incertaine, mal assurée; souvent il tombe; le poil est hérissé, l'œil hagard, fixe, brillant; la tête est basse et la gueule pleine d'une salive ou bave écumeuse, jaunâtre et dégoûtante. Il court sur les autres chiens qui l'*évitent* ordinairement, en secouant la tête et en aboyant d'une manière *particulière*, comme pour avertir les autres chiens du danger. Le chien enragé semble lui-même faire de vains efforts pour aboyer; il se jette indistinctement sur tout ce qu'il rencontre, même sur son maître qu'il ne connaît plus; de temps en temps, il paraît éprouver des moments de calme suivis d'accès de fureur, qui reviennent par intervalles irréguliers; il recommence alors ses scènes de carnage et de désolation. Cet état ne dure heureusement que peu de temps; car, au bout de 30 à 36 heures, l'animal fatigué, épuisé, meurt dans des convulsions.

---

elle n'échappa que parce qu'elle avait été mordue à travers ses habits.

Voilà le tableau le plus exact de tous les symptômes qu'on remarque chez un chien *menacé*, puis
*atteint* de la rage. La tristesse, l'abattement, la solitude, le dégoût des aliments caractérisent le pre-
mier degré; — l'horreur de l'eau, des accès de fureur, l'envie de mordre, une salive jaunâtre, écumeuse, caractérisent le second degré.

Si chacun de ces signes *isolé* n'est pas d'une cer-
titude absolue, le *concours* de plusieurs est *décisif*,
et il n'est pas facile de se tromper, d'après le tableau que nous venons de tracer.

## III. Considérations générales sur la rage.

— La rage ou *hydrophobie* (horreur de l'eau)
naît *spontanément* chez les animaux ou elle leur
est *communiquée* par d'autres animaux. (1)

— Ceux qui sont le plus sujets à la rage *spontanée* sont les chiens, les loups, les renards et, en général, les quadrupèdes *carnivores*. Les animaux
ruminants ne paraissent pouvoir la contracter que
par *inoculation*.

Les étés brûlants, les hivers rigoureux, le passage
subit de l'un à l'autre de ces extrêmes dans la tem-
pérature, une *mauvaise nourriture*, le *manque
d'eau*, la faim, les grandes fatigues, la présence

---

(1) Voici un exemple de rage transmise d'animaux à l'homme:
En 1787, à la petite ferme des *Rusiaux*, près du pont de
Noyal, commune de Maroué. un *chien* inconnu mordit un
*âne*. Quelque temps après, l'âne devint hydrophobe et si furieux qu'il mordit un *cochon* de la ferme. On tua cet âne
dont on ne pouvait approcher sans courir risque d'être frappé
ou mordu. Quelque temps après le cochon devint hydrophobe
et mordit au bras Jacquemine *Ronmarchais*, âgée de 14
ans. Le cochon fut renfermé dans sa loge où il mourut le lendemain dans des transports et des convulsions très fortes, re-
fusant tout aliment solide ou liquide. Quarante et quelques
jours après l'accident de Jacquemine Ronmarchais, cette fille
est atteinte de la rage et meurt quatre jours après,

de vers dans l'estomac, les passions vives, la colère, l'amour, la frayeur, sont considérées comme causes *déterminantes* de cette maladie.

— La rage *spontanée* se développe aussitôt que la cause existe; — la rage *communiquée* a un temps d'*incubation*, comme toutes les maladies produites par une contagion.

La rage *communiquée* est ordinairement la suite d'une morsure faite par un animal attaqué lui-même de cette maladie. Cependant la maladie peut se déclarer par la simple action de *lécher* ou par l'application de la salive sur les lèvres, sur des plaies, des ulcères ou des parties revêtues de membranes muqueuses.

— La rage se déclare, en général, avant le neuvième jour, chez les bœufs et les chiens, quelquefois plus tard; chez l'homme, l'invasion n'a lieu qu'au bout de 30, 40 ou 50 jours.

— On a remarqué que les plaies faites au visage, à la gorge ou voisines de ces parties, sont plus dangereuses que les autres et que, dans ces cas, la rage se déclare plus tôt (l'absorpsion du *virus* étant plus rapide).

— Les plaies faites *à nu* sont en général plus souvent suivies de rage que celles faites *à travers les vêtements* qui arrêtent souvent le virus à son passage.

— L'observation prouve que le virus ou germe de la rage *avorte* souvent dans la plaie où il a été déposé par la dent de l'animal et que, par là, il devient sans effet chez beaucoup d'individus.

—Chez d'autres, le virus inoculé reste inerte pendant plusieurs mois et même plusieurs années, puis se développe subitement par une *peur*, un *chagrin*, ou une *contusion* sur la cicatrice de la blessure.

— On a remarqué que du 3° au 9° jour qui suit la morsure d'un animal enragé, il apparaît sur les côtés du frein de la langue et les parties latérales de la surface inférieure de cet organe, une ou plusieurs *pustules* de la grosseur d'une lentille ou d'un grain de millet. Si ces pustules ne sont pas *cautérisées* dans les 24 heures, le virus est *résorbé* et la rage éclate.

— On ne sait pas encore quel est le véritable siège de la rage. La gorge et les voies aériennes paraissent être les régions le plus affectées, parce que c'est là que se fait le travail le plus laborieux. Cependant l'excitation générale du système nerveux et l'odeur *infecte* qu'exhale le cadavre de l'animal qui y a succombé, portent à penser que cette maladie n'est pas *locale*, mais qu'elle affecte tout l'ensemble de l'organisme et particulièrement les *liquides*.

## IV. Traitement préservatif de la Rage.

Ce traitement repose sur deux principaux moyens qui doivent être mis en usage dans l'ordre suivant :

1° La *cautérisation* des plaies.

2° Leur *supuration* pendant un temps *prolongé* qui ne doit pas être moindre de *quarante-cinq* à *cinquante* jours.

**Soins préliminaires.** — Dès qu'une personne a été mordue, on lave les plaies et tous les endroits de la peau qui ont été atteints par la salive dépravée ou la *bave* de l'animal, avec de *l'eau tiède*, à laquelle on ajoute, par pinte, quelques grammes de *potasse*. A défaut de cet alcali, on emploie l'eau de savon tiède. — Ces lotions, en faisant couler le sang, entraîneront au dehors le *virus*, avant qu'il soit fixé dans la plaie ou absorbé.

Ce préliminaire rempli, on *dilate* les plaies avec un instrument tranchant et en étoile, si cela est

BIBLIOTHÈQUE NATIONALE R.F. IMPRIMÉS

possible ; on coupe les angles et les chairs mâchées par la dent de l'animal. — Toutes ces opérations entretiennent *l'écoulement du sang*, point essentiel, puisqu'il a été reconnu que les plaies qui ont beaucoup saigné ont toujours été moins fréquemment suivies de rage.

**Cautérisation.** — On lavera les plaies de nouveau, en les frottant légèrement et les comprimant dans tous les sens, afin de détacher et d'entrainer au dehors quelque nouvelles portions du venin. Lorsqu'elles auront *abondamment saigné*, on les cautérisera.

Soit avec le chlorure d'antimoine,
Soit avec l'acide nitrique,
Soit avec l'acide sulfurique,
Soit avec un fer chaud (chauffé au *rouge-blanc*), appliqué sur toute l'étendue de la plaie et sur toutes les écorchures.

Les caustiques le chlorure d'antimoine, l'acide nitrique et l'acide surfurique s'emploient de la manière suivante : on trempe, à plusieurs reprises, dans ces liquides une sonde ou stylet de bois que l'on promène sur toutes les parties atteintes par la dent de l'animal. Si les plaies sont profondes, on les *sondera* d'abord pour les dilater, puis on les *cautérisera* et on en remplira le fond avec des plumasseaux de charpie, imprégnée de ces caustiques.

☞ La cautérisation doit être *complète* et profonde autant que possible. Il n'y a d'ailleurs presque jamais d'inconvénient à cautériser trop profondément et il y en a *beaucoup* à ne le faire que d'une manière *superficielle*.

— On oindra les bords de la plaie avec 4 grammes d'onguent *mercuriel double*; on pansera avec un mélange de *supuratif* et de *styrax* ou de baume d'Arcœus.

— On appliquera sur le tout un *vésicatoire* qui excèdera de quelques lignes les bords de la plaie. Si celle-ci est profonde et que le voisinage de quelque gros vaisseau ait empêché de cautériser *profondément*, on y place un pois, comme dans un cautère, afin d'y entretenir une supuration plus longue et plus abondante.

☞ Si les plaies étaient considérables et que l'emploi du caustique fut suivi de chaleur, de tension inflammatoire, etc., on combattrait ces symptômes locaux par des cataplasmes émollients, des bains, des lavements de même nature; il importe surtout d'éviter l'*irritation* des plaies qui suffirait pour déterminer le développement de la rage.

*Nota.* — Il est prudent, pendant ces diverses opérations, de mettre à tremper dans l'eau les *vêtements* de la personne mordue, pour prévenir la contagion, dans le cas où ils auraient été atteints par la bave de l'animal. On cite l'exemple d'une femme qui, ayant eu ses vêtements déchirés par la dent d'un chien enragé, s'occupa de suite d'en coudre les lambeaux, imprégnés de la salive de l'animal, et qui pressa avec ses dents la couture pour l'applatir et la rendre moins difforme : la *rage* fut la suite de cette imprudence. Une autre personne subit le même sort, dans une circonstance pareille, pour avoir coupé avec ses dents le *fil* qui avait servi à faire la couture.

**Supuration.** — Elle a pour but de purger les plaies du *virus* que l'imperfection de la cautérisation n'aurait pas détruit. Elle est donc *indispensable*, et c'est sur son abondance et sa durée que repose souvent tout le succès du traitement. Aussi ne peut-on compter sur la guérison d'une personne mordue par un animal enragé qu'après *cinquante* à *cinquante-cinq* jours de supuration des plaies. C'est une vérité sur laquelle on ne peut trop insister.

Le lendemain, lors du pansement, on cautérise les parties qui pourraient avoir *échappé*, la veille, à la cautérisation. Le pansement se continue tous les jours suivants, à l'aide du mélange détersif indiqué plus haut (supuratif et styrax.)

L'*escharre* se lève ordinairement du 5ᵉ au 7 jour. Si elle paraissait trop superficielle et qu'on eût lieu de craindre que tout ce qu'a touché la dent de l'animal n'ait pas été atteint par le caustique, on reviendra une seconde fois à la cautérisation. Mais il faudra bien se garder de l'appliquer *à chaque pansement*. L'irritation continuelle que l'on produirait pourrait, comme nous l'avons dit, faire développer la rage : on en a des exemples.

On baignera le malade tous les jours ou les seconds jours, s'il est possible. Au sortir du bain, on appliquera les *frictions mercurielles*, à la dose seulement de 8 grammes (pour un homme), de la même manière que dans la syphilis, de deux jours l'un. Si le mercure paraissait *porter à la bouche*, on en diminuerait la dose, et on éloignerait les frictions, car la *salivation est nuisible* dans ce traitement. Si donc elle survenait, on *dériverait* le cours de la secrétion à l'aide d'un léger purgatif (manne, crème de tartre, etc.) On supprimerait même au besoin les frictions.

**Traitement interne.** — Dans la première huitaine, boisson délayante et rafraîchissante ; — mais après la chute des escharres, époque où l'irritation locale, la tension et la douleur se calment, si elles ont eu lieu, boissons antispasmodiques (infusion de tilleul, de camomille, de sureau, à laquelle on ajoute 9 ou 10 gouttes d'*ammoniaque liquide*, par verrée prise le matin et autant le soir.)

Régime doux, huméctant ; abstinence complète de mets salés, épicés et de haut goût, et *surtout de* boissons *spiritueuses* qui ne peuvent qu'exciter le système nerveux, qu'il faut au contraire calmer par tous les moyens. Exercice *modéré* et distraction.

☞ Si, avant le 40ᵐᵉ ou le 50ᵐᵉ jour, malgré l'emploi des moyens connus pour *prolonger jusqu'à cette époque* la supuration, les plaies tendaient à se cicatriser, on les couvrirait successivement de petits *vésicatoires*, pour les maintenir toujours ouvertes.

---

## Spécifique-Domalain.

A la suite des indications qui précèdent, peut-être ne sera-t-il pas déplacé de parler du prétendu *Spécifique-Domalain*, connu dans le département des Côtes-du-Nord depuis plusieurs années.

Nous devons le déclarer ici : Malgré les *très-nombreuses* attestations délivrées en partie par des maires et recteurs de campagne, on ne doit avoir qu'une confiance *très-limitée* dans l'emploi de ce *spécifique*,

1· Parce qu'on n'en connaît nullement la composition, dont le propriétaire a toujours fait mystère

2· Parce que ce traitement (qui consisterait, dit-on, dans l'administration d'une *omelette*, à laquelle on aurait incorporé des *écailles d'huîtres calcinées* et pulvérisées, lesquelles agiraient comme *absorbant*), n'est préconisé et administré que par une personne totalement illettrée ;

3· Parce qu'aucune observation *régulièrement faite* n'en constate d'ailleurs l'efficacité.

Nous ne conseillons donc à personne de s'y abandonner, surtout puisque l'on possède un traitement préservatif de la rage, facile à suivre, peu dispendieux et *certain* dans ses effets, éprouvé toujours avec succès et sur un grand nombre de personnes.

## Enfouissement des animaux mordus.

Terminons ce que nous avons à dire, dans cette notice, par un conseil que la prudence invite à suivre :

Toute tête de bétail, comme tout chien mordu par un animal *enragé*, doit être immédiatement *abattue*. On doit même éviter de la laisser *écorcher* avant de *l'enfouir*, dans la crainte (qui ne s'est réalisée que trop souvent) de voir la rage se communiquer à celui qui se charge de cette opération.

*L'enfouissement* devra avoir lieu dans une fosse ayant au moins 2 mètres (6 pieds) de profondeur. Cette profondeur est *indispensable* pour que les loups, attirés par l'odeur du cadavre, n'aillent pas, la nuit, le déterrer pour en faire leur nourriture.

On conçoit que lorsqu'il s'agira d'un animal *mort enragé*, cette prescription devra être plus rigoureusement suivie.

C'est à MM. les maires à exiger l'abattage et l'enfouissement immédiats des animaux et surtout à empêcher qu'aucun de leurs administrés ne pousse la cupidité jusqu'à vendre la chair du bétail abattu, s'exposant ainsi, par cette coupable action, à être poursuivi devant les tribunaux pour empoisonnement public.

☞ Quoique les notions contenues dans cet opuscule soient de la plus grande simplicité, et que toute personne étrangère à l'art de guérir soit à même de diriger le traitement qui y est exposé, nous engageons celles qui se trouveraient dans la nécessité d'en faire l'application, à appeler un médecin, dont l'expérience, en cette occasion, sera pour le malade une garantie et un motif de sécurité qui ne peuvent que tourner à son bien-être.

Pour paraître prochainement :

______

# ANNALES ARMORICAINES,

## et

# HISTOIRE

## Physique, civile et ecclésiastique

### du

### département des Côtes-du-Nord,

Ouvrage rédigé sur le même plan que les ANNA-
LES BRIOCHINES de l'abbé Ruffelet, et suivi
de notices biographiques sur les hommes les plus
remarquables du département.

www.ingramcontent.com/pod-product-compliance
Ingram Content Group UK Ltd.
Pitfield, Milton Keynes, MK11 3LW, UK
UKHW020122100726
13658UKWH00005B/2313